DE

L'INFLUENCE DES HÉMORRHAGIES

SUR

LA RATE DE L'HOMME

PAR

Le Dr Victor LAFOREST
Lauréat de l'École de médecine de Reims,
Ancien externe des hôpitaux de Paris,
Médaille de bronze de l'Assistance publique.

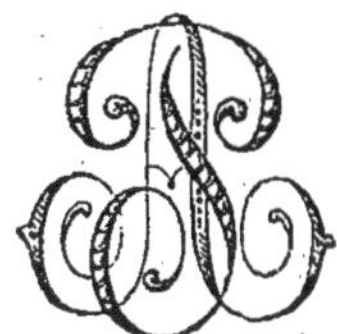

PARIS
A. PARENT, IMPRIMEUR DE LA FACULTÉ DE MÉDECINE
31, RUE MONSIEUR-LE-PRINCE, 31,

1873

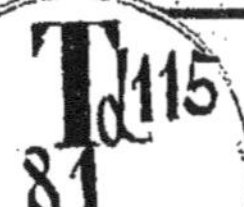

DE L'INFLUENCE DES HÉMORRHAGIES SUR LA RATE DE L'HOMME

PAR

Le Dr Victor LAFOREST
Lauréat de l'École de médecine de Reims,
Ancien externe des hôpitaux de Paris,
Médaille de bronze de l'Assistance publique.

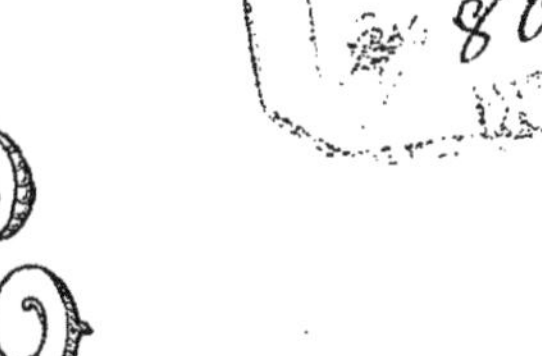

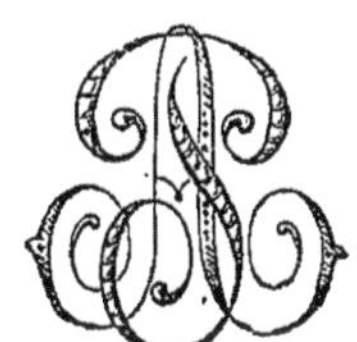

PARIS
A. PARENT, IMPRIMEUR DE LA FACULTÉ DE MÉDECINE
31, RUE MONSIEUR-LE-PRINCE, 31,

1873

A MON PÈRE, A MA MÈRE

A MES FRÈRES, A MES SŒURS

A MES DEUX BEAUX-FRÈRES

A FEU M. L'ABBÉ LAMBERT,

Chevalier de la Légion d'honneur,
Ancien vicaire général de Reims.

A M. ALPH. GUÉRIN,

Chirurgien de l'Hôtel-Dieu, membre de l'Académie de médecine,
Officier de la Légion d'honneur, etc.

Externat de 1870 et 1871.

A M. LE PROFESSEUR VULPIAN,

Médecin de la Pitié,
Membre de l'Académie de médecine,
Chevalier de la Légion d'honneur.

Externat de 1872.

A MES MAÎTRES DE L'ÉCOLE DE REIMS :

MM. MALDAN, PANIS PÈRE, GRANDVAL,
GAILLET, THOMAS, ARTHUR DECÈS, DOYEN,
ADOLPHE HENROT, GENTILHOMME,
STRAPART, PANIS FILS, HENRY HENROT.

DE L'INFLUENCE DES HÉMORRHAGIES

SUR

LA RATE DE L'HOMME

INTRODUCTION.

La partie expérimentale de mon sujet se trouve dans un mémoire de MM. Vulpian et Dechambre, ayant pour titre : De l'influence des saignées abondantes sur la production de l'anévrysme du cœur et des bruits de souffle cardiaques et vasculaires (1).

Tout en cherchant, dans de nombreuses vivisections, des arguments pour renverser la théorie de Beau, ils firent une découverte, qu'ils consignèrent à la fin de leur mémoire, bien qu'elle ne se rattachât point à leur sujet d'une manière immé-

(1) Gazette hebdomadaire de médecine et de chirurgie. — 30 mars 1866.

diate. Rien de mieux, ce me semble, que de citer, textuellement, les paroles mêmes des auteurs, au sujet de leur découverte. « On peut voir, disent-ils, que dans les deux tableaux, concernant le foie et les deux reins, le rapport en poids de ces organes, avec la totalité du corps, ne diffère pas assez chez les chiens saignés et les chiens non saignés, pour qu'il soit possible d'en tirer aucune induction quant à l'influence des évacuations sanguines. Mais, on voit aussi qu'il existe une très-notable différence entre les deux séries d'animaux, quant au poids relatif de la rate. En effet, la moyenne des rapports du poids de la rate au poids du corps est : : 1 : 388, 39 chez les chiens non saignés, et : : 1 : 267,75 chez les chiens saignés, si l'on compare la rate au poids primitif du corps. La moyenne chez les chiens non saignés est à la moyenne chez les chiens saignés : : 1 : 1,45. Le rapport moyen du poids de la rate au poids du corps a donc augmenté de 0,45, presque 1/2. L'abaissement des nombres est, dans le tableau relatif à la rate, tellement constant, qu'on est tenté d'en conclure que les saignées ou hémorrhagies répétées font augmenter le volume de la rate ; ce qui amènerait à se demander si, dans quelques-uns des cas, où à la suite d'hémorrhagies répétées on a trouvé la rate hypertrophiée, on ne serait pas fondé à mettre cette lésion sur le compte des hémorrhagies. » (1)

(1) Gazette hebdomadaire de médecine et de chirurgie. — 9 juillet 1866, p. 120.

CHAPITRE Ier.

Incontestablement chez les animaux, les évacuations sanguines répétées font augmenter la rate de volume. MM. Vulpian et Dechambre croient en outre probable que chez l'homme, la même cause (les hémorrhagies ou les évacuations sanguines répétées) donne naissance au même effet (l'augmentation de la rate).

Le fait précédent, que ces deux auteurs considéraient, en 1866, comme probable, je pense, si je ne m'abuse, qu'on peut aujourd'hui l'affirmer comme certain. D'ailleurs, les preuves que j'apporterai, pour en démontrer la vérité, feront voir si je me suis fait illusion. Mais, avant de mettre sous les yeux les arguments en faveur de ma thèse, il me semble utile de faire connaître de quelle manière je délimitais la rate, sur les sujets soumis à mon étude. J'ai suivi, en tous points, les règles tracées par M. Piorry. Ces règles je vais les faire connaître en citant textuellement les quelques lignes, qui, dans l'ouvrage de cet auteur, sur la plessimétrie, ont trait à la délimitation de la rate.

« D'après mes recherches faites pendant la vie, dit M. Piorry, la rate à l'état normal, est située tout à fait latéralement dans l'hypochondre gauche.

Presque jamais elle ne s'étend par en bas, jusqu'au rebord costal, et le plus souvent il y a 3 centimètres de distance entre l'extrémité inférieure et la limite du thorax par en bas. La rate est donc normalement cachée sous les côtes.

« Le grand diamètre de l'ovale ou de l'ellipse splénique se rapproche de la direction horizontale, et suit presque la ligne hépato-splénique, seulement la partie antérieure de ce viscère est plus basse de 1 à 2 centimètres que sa partie postérieure.

« Dans l'état normal, la partie de la rate qui donne une matité appréciable et mesurable par l'acou et l'aphépléssisme, dans le côté gauche, présente, chez l'adulte, dans la direction de la ligne spléno-hépatique, 8 centimètres et au plus 9, tandis qu'elle n'offre que 4 centimètres et au plus 5, dans le trajet de la ligne axillo-iliaque. Elle présente donc dans le trajet de la ligne spléno-hépatique une dimension double de celle qu'elle offre dans l'étendue de la ligne axillo-iliaque » (1).

Encore une remarque en finissant. Pour ne pas être gêné dans mes investigations par la matité d'un estomac, rempli d'aliments, j'examinai mes malades le matin, alors qu'ils étaient à jeun.

Après avoir montré quelles précautions j'ai prises, pour me mettre à l'abri de l'erreur, je vais exposer mes preuves.

J'ai été bien déconcerté lorsque j'entrepris mes premières recherches. Je croyais faire une

(1) Traité de plessimétrie du professeur Piorry (Paris).

ample moisson de preuves en lisant les observations d'anévrysmes, où les individus étaient morts soit d'hémorrhagie foudroyante, soit d'hémorrhagies successives ; mais, les chirurgiens ont parfaitement décrit le sac et ses annexes, et sont restés, dans leurs rapports, complètement muets sur l'état des autres organes.

M. Piorry lui-même, auquel la pathologie de la rate doit tant, ne s'occupe nullement de l'influence des hémorrhagies sur cet organe, dans son mémoire intitulé : *Expériences et recherches sur les pertes de sang* (1). J'arrive à une observation due à M. Le Diberder, laquelle a pour titre : *Hématémèse chez un sujet atteint de varices des veines œsophagiennes. — Pneumonie. — Mort* (2).

Je ne donnerai qu'une analyse de cette observation, me réservant de mettre surtout en relief ce qui a rapport à la rate.

En 1837, le 2 janvier, entre à la Pitié, division de M. Louis, un vieillard de 71 ans, cheveux blancs, taille, 5 pieds 3 pouces, constitution forte, muscles encore bien prononcés, embonpoint assez marqué. Il avait toujours joui d'une santé favorable, à l'abri de la misère, et n'ayant jamais commis d'excès, quand, il y a quinze ans, après un effort

(1) Expériences et recherches sur les pertes de sang. — In Procédé opératoire à suivre dans l'exploration des organes. — Paris, 1831.

(2) Le Diberder et Fauvel. — De l'hématémèse. — Recueil des travaux de la Société médicale d'observation. — 1858, fasc. 3.

qui consistait à monter l'un après l'autre, dans son grenier, trois sacs de farine, pesant chacun 150 kilos, il éprouva un malaise et vomit à pleine bouche, presque sans efforts de toux, du sang noir mêlé de caillots. L'hémorrhagie abondante, au point de l'affaiblir et de le forcer à garder le lit quelques jours, diminua dès le lendemain, mais ne cessa point complètement. Pendant toute l'année qui suivit, il perdit, par la bouche ou par l'anus, une notable quantité de sang noir mêlé de caillots. Cependant son appétit se soutenait, il maigrissait peu. Depuis quatorze ans il était en parfaite santé, lorsqu'il fut repris pendant l'année, et plusieurs fois, d'hématèmeses abondantes. Enfin, une dernière, plus abondante que les autres, lui coûta la vie.

A l'autopsie, outre les lésions du côté de l'œsophage, on trouva la rate congestionnée. Elle avait 7 pouces, ou 16 cent. 90 dans son grand diamètre et 5 pouces, ou 13 cent. 50 dans son petit diamètre. Le foie et les reins étaient complètement indemnes. — Si l'on s'en rapporte aux chiffres moyens donnés par MM. Sappey et Cruveilhier, la rate aurait 12 centimètres dans son grand diamètre et 8 centimètres dans son petit. Ainsi la rate de ce vieillard aurait augmenté de 4c,90 dans le sens du grand diamètre et de 5c,50 dans le sens du petit diamètre.

Est-ce à une congestion purement passive, due à une gêne de la circulation, ayant pour point de départ les varices œsophagiennes, que l'on a eu affaire? Non ; car, s'il en était ainsi, le foie, l'estomac et les intestins, tributaires du même système vasculaire, auraient dû être influencés de la même manière que la rate ; or, nous savons que ces organes étaient indemnes de toute lésion congestive.

Par ordre de date, j'arrive au témoignage de MM. Vulpian et Dechambre, qui disent dans leur mémoire cité plus haut : «..... Ce qui amènerait à se demander si, dans quelques-uns des cas, où, à la suite d'hémorrhagies répétées, on a trouvé la rate hypertrophiée, on ne serait pas fondé à mettre cette lésion sur le compte des hémorrhagies. »

Dernièrement mon ami, le Dr Quinquaud, me racontait que, pendant son internat, il avait constaté, par la percussion, une augmentation assez notable de la rate chez une femme à laquelle il avait retiré, par la veine, 1200 grammes de sang.

Pendant l'année 1872, alors que j'étais externe dans le service de M. Vulpian, ce maître vénéré nous fit voir, chez deux malades, l'effet des grandes hémorrhagies sur la rate. La première était une grande et grosse fille de 18 ans, prise, depuis 8 jours de métrorrhagies abondantes, ayant pour cause probable un avortement. Elle était dans un profond état d'anémie. Sa rate, ainsi que tous les élèves du service l'ont constaté, était considérablement hypertrophiée. Son sang, examiné plusieurs fois au microscope, ne nous offrit qu'une diminution notable des globules rouges, mais le rapport normal entre ceux-ci et les globules blancs n'était nullement rompu.

Je ne donne pas les mesures de cette rate, parce qu'au moment où ce fait s'est présenté à mon observation ainsi que le second que je vais rapporter, je n'avais pas encore choisi de sujet de thèse.

La seconde femme avait également des métrorrhagies abondantes, dont le point de départ était une fausse couche. La rate chez elle, comme dans le cas précédent, était énorme. C'est à propos d'elle que M. Vulpian disait, dans son cours, fait à la Faculté en 1872 : « M. Dechambre et moi avons produit chez les animaux des hémorrhagies considérables et avons vu que le cœur diminuait : un seul organe, la rate, augmente, probablement parce qu'elle travaille énergiquement à la reproduction du sang. J'ai vu, dans mon service de la Pitié, le même fait d'hypertrophie, chez une femme qui avait eu deux hémorrhagies considérables » (1).

Les deux femmes dont je viens de parler n'avaient jamais eu, je tiens à le faire remarquer, ni fièvre typhoïde, ni fièvre intermittente. De plus, le toucher vaginal n'avait fait constater chez elle aucune lésion du col utérin.

Je vais faire passer sous les yeux mes observations personnelles, et les deux si intéressantes, que m'ont fournies mes amis Landouzy et Menu.

(1) M. Vulpian. — Cours inédit de 1872. — Anatomie pathologique du sang. — Altération quantitative du sang.

Observation Ire.

Le 12 janvier 1873, entre à la Pitié, service de M. Vulpian, la nommée Deriot, âgée de 27 ans, d'un tempérament lymphatique. Dans son passé on ne trouve aucune maladie. Elle était enceinte de 5 mois et demi environ, lorsque, dans la nuit du 7 au 8 janvier, elle est prise, sans prodromes, d'une métrorrhagie abondante; dans la nuit du 11 au 12, nouvelle métrorrhagie. Alors, sur le conseil de son médecin, elle se rend, le 12 au matin, à l'hôpital de la Pitié. Le 15 au matin, nouvelle métrorrhagie, et, dans la soirée, fausse couche. Depuis ce jour jusqu'aujourd'hui 31 janvier, malgré un traitement approprié, elle continue de perdre, mais en petite quantité.

31 janvier. La malade est faible; sa face est complètement décolorée, ainsi que les muqueuses oculo-palpébrales, labiales et gingivales. Fréquemment elle a des bourdonnements d'oreille et des maux de tête. Quand elle se lève, elle est toujours prise de vertiges, et, si l'on ne prenait le soin de la recoucher, elle tomberait en syncope.

Pouls. — Petit, mou, dépressible, 68 pulsations.

Cœur. — Bruit de souffle doux, à la base, au premier temps, et se propageant dans la direction de l'aorte.

Vaisseaux du cou. — Bruit de diable type.

Foie. — A la percussion, volume normal ; il ne dépasse pas les fausses côtes.

Estomac. — Pas de douleur à son niveau, pas de point rachialgique.

Intestins. — Rien.

Rate. — Pas de douleur à son niveau. A la percussion, je trouve pour la longueur de :

1° La ligne hépato-splénique. . . 10 c. 5
2° La ligne axillo-iliaque. . . . . 8 c.

10 février. L'état général s'est un peu amélioré, elle peut se lever sans craindre de tomber en syncope. Toutefois, elle perd toujours un peu en rouge.

Rate. — Pas de changements.

Le 21. L'amélioration a continué. Les muqueuses ont à peu près repris leur teinte vermeille. Du côté des vaisseaux du cou et du cœur, souffle comme le premier jour de l'examen. Au niveau de la rate, un peu de douleur à la pression.

Les dimensions de cet organe à la percussion, sont :

Pour la ligne hépato-splénique. 9 c. 5.
Pour la ligne axillo-iliaque. . . 6 c. 8.

Il n'y a plus de pertes depuis six jours.

7 mars. De tous les phénomènes de l'anémie, il ne reste plus que les bruits vasculaires, néanmoins considérablement affaiblis.

La rate mesure :

1° Dans son diamètre hépato-splénique. . 8 c. 6.
1° Dans son diamètre axillo-iliaque. . . . 6 c.

OBSERVATION II.

Je dois cette observation à l'obligeance de mon ami Menu, interne du service de M. Panas.

Le 23 février 1873, entre à Lariboisière, service de M. Panas, le nommé Vidron (Ernest), mécanicien, âgé de 33 ans. Il fut amené à l'hôpital à 2 heures du matin par les sergents de ville, qui l'avaient ramassé sur la voie publique, baignant dans son sang et ayant perdu connaissance.

Il portait une blessure intéressant la radiale et la cubitale. Le malade dit avoir perdu beaucoup de sang ; il est pâle et anémié. On arrête l'hémorrhagie. Jamais il n'a eu ni fièvre typhoïde, ni fièvre intermittente.

La rate, délimitée par la percussion, offre les longueurs suivantes, dans ses différents diamètres :

1° Diamètre vertical. . . . . 12 c.
2° — transverse. . . . . . 12 c.
3° — oblique de haut en bas et de dehors en dedans. . 16 c.

Foie. — Ne dépasse pas les fausses côtes.

Il sort de l'hôpital 8 jours après ; la rate percutée ce jour-là donne les chiffres suivants :

1° Diamètre vertical. . . 9 c.
2° — transverse. . 8 c.
3° — oblique. . . 10 c.

Observation III.

La nommée Terrault (Henriette), âgée de 28 ans, fleuriste, entre le 27 avril 1873, dans le service de M. Bourdon.

A l'âge de 12 ans, elle eut une fièvre typhoïde ;

peu de temps après, la menstruation s'établit chez elle. — Elle a eu 4 enfants, tous morts en bas âge. Il y a quatre semaines, elle fait une fausse couche, qui n'est ni précédée, ni suivie de métrorrhagie. Au bout de 15 jours, elle se remet au travail; mais, quelques jours s'étaient à peine écoulés, qu'une métrorrhagie se déclare. La première métrorrhagie date de 15 jours, et depuis cette époque elle n'a cessé de perdre abondamment.

5 mai. La malade est très-faible; la face, les muqueuses oculo-palpébrales, gingivales et labiales, sont décolorées. Elle éprouve des vertiges, lorsqu'elle se tient sur son séant.

Cœur. Souffle doux, au 1er temps et à la base.

Vaisseaux du cou. — Souffle avec redoublement.

Foie. — Ne dépasse pas les fausses côtes.

Rate. — Pas de douleur à son niveau, lorsqu'on la percute.

Diamètre spléno-hépathique. . 10 c.
— axillo-iliaque. . . . . 6 c.

Le 10 mai. Il y a un peu d'amélioration dans l'état général; il n'y a plus que de temps à autre un léger suintement sanguin par les organes génitaux. Les muqueuses sont moins décolorées. Le souffle existe toujours au cœur et dans les vaisseaux du cou. Au toucher vaginal, je trouve le col utérin tout à fait sain, le corps de l'utérus est mobile, on ne rencontre rien dans les culs-de-sac vaginaux.

Rate. — 1° Diamètre hépato-splénique. 9 c. 5.
2° — axillo-iliaque. . . 5 c. 5.

Observation IV.

Le nommé Brébant (Clovis), âgé de 39 ans, entre le 18 mai 1873, dans le service de M. Richer.

25 mai. Il y a huit jours, il se fit, avec un éclat de bouteille, à la partie inférieure de l'avant-bras droit, une large plaie qui intéressa l'artère cubitale : il perdit beaucoup de sang par cette plaie. En effet, l'accident était arrivé à dix heures du matin, et ce ne fut qu'à deux heures de l'après-midi qu'un pansement convenable vint mettre obstacle à l'écoulement sanguin. La nuit qui suivit son entrée à l'hôpital, nouvelle hémorrhagie; l'interne de garde pose alors une ligature sur l'artère qui prévint, à tout jamais, une nouvelle hémorrhagie.

Le malade est pâle, les muqueuses sont décolorées, il est très-faible.

Cœur. — Souffle doux au premier temps et à la base, se propageant dans la direction de l'aorte.

Vaisseaux du cou. — Souffle avec redoublement.

Foie. — Volume normal; il ne dépasse pas les fausses côtes.

Rate. — Diamètre hépato-splénique. . 10 c. 5
— axillo-iliaque. . . . 6 c. 5

Ces mesures ont été contrôlées par mon ami Hutinel, interne du service.

Ce malade dit avoir toujours eu une santé parfaite.

30 mai. L'état général est tout à fait bon, le ma-

lade se propose de sortir de l'hôpital dans quelques jours.

Rate. — Diamètre hépato-splénique. . 8 c. 3
— axillo-iliaque. . . . 4 c. 5

Observation V.

Le 20 mars 1873, entre à la Clinique, dans le service de M. Depaul, la nommée Letreuil, âgée de 30 ans. Elle n'aurait jamais été malade.

Le 3 avril, elle fait une fausse couche ; l'enfant avait de 4 à 5 mois. Durant les deux premiers mois de la gestation, elle aurait eu régulièrement ce qu'elle appelle ses règles ; pendant les trois mois suivants elle fut constamment dans le sang : les pertes étaient abondantes. Ces pertes sont expliquées par l'existence d'un corps fibreux qui a son siége à la partie latérale droite de l'utérus.

Elle est accouchée depuis deux jours, et depuis ce temps les pertes ont beaucoup diminué.

Elle est fort pâle, très-faible : les muqueuses sont complètement décolorées.

Cœur. — Souffle au premier temps à la base.

Vaisseaux du cou. — Bruit de diable.

Foie. — Volume normal ; ne dépasse pas les fausses côtes.

Rate. — Diamètre hépato-splénique. . 10 c. 6
— axillo-iliaque. . . . 6 c. 5

Le 10. L'état général de la malade est à peine modifié ; elle ne perd plus de sang par la vulve.

Rate. — Diamètre hépato-splénique. . 10 c.
— axillo-iliaque. . . . 6 c.

Le 15. Elle est sortie depuis deux jours, incomplètement remise.

Observation VI.

Le 12 juin 1873, entre à la Pitié, dans le service de M. Vulpian, la nommée Lemonnier, âgée de 35 ans.

Le 20. Pas de maladie dans son passé. Il y a huit jours, elle est accouchée d'un gros bébé. La sixième semaine de la gestation, elle eut des hémorrhagies abondantes, auxquelles mit fin le repos au lit, qui fut gardé pendant neuf jours. Au troisième mois de la grossesse, nouvelles hémorrhagies contre lesquelles le repos réussit encore parfaitement.

Trois jours avant d'accoucher, elle est prise d'une métrorrhagie, qui ne s'arrête que quatre jours après la délivrance.

Son teint est couleur cire blanche ; les muqueuses gingivales, oculo-palpébrales, sont décolorées.

Cœur. — Souffle doux au premier temps et à la base.

Vaisseaux du cou. — Souffle ; on croirait entendre un essaim d'abeilles.

Foie. — Ne dépasse pas les fausses côtes.

Rate. — Pas de douleur à son niveau.

Diamètre hépato-splénique. . 10 c.
— axillo-iliaque. . . . 5 c. 8

OBSERVATION VII.

La nommée G... (Léontine), âgée de 23 ans, entre le 18 janvier 1873, à l'hôpital de la Charité, dans le service de M. Bourdon.

A l'âge de 12 ans elle eut une fièvre typhoïde; depuis cette époque, elle n'aurait fait aucune maladie.

Elle était enceinte depuis trois mois environ, lorsque, le 13 janvier, la poche des eaux s'est crevée, sans que, dit-elle, il y ait eu aucune imprudence de sa part. Le 14 au matin, elle est prise de métrorrhagie; perdant toujours du sang, elle se rend à pied, dans l'après-midi du même jour, de la rue du Bouloi à l'hôpital de la Charité. Durant cc trajet, elle perd beaucoup de sang. Le 15 au matin, elle fait sa fausse couche, qui met fin à son hémorrhagie, qui a été très-abondante dans la nuit du 14 au 15.

3 février. Pâleur notable des chairs et des muqueuses.

Cœur. — Souffle au premier temps et à la base.

Vaisseaux du cou. — Souffle avec redoublement.

Foie. — Ne dépasse pas les fausses côtes.

Rate. — Pas de douleur à la percussion.

Diamètre hépato-splénique. . 11 c.

— axillo-iliaque. . . . 6 c. 5

Etat général. — Grande faiblesse; perte complète de l'appétit.

10 février. Elle est sortie encore malade; l'hôpital lui déplaisait.

Observation VIII.

Je dois l'observation que je vais rapporter, à l'obligeance de mon ami Landouzy, interne chez M. Axenfeld.

R..., 46 ans, célibataire, cocher des petites voitures, niant tout excès alcoolique et toute affection vénérienne, entre au milieu de décembre 1872 à Beaujon, service de M. Axenfeld, suppléé par M. Brouardel.

R..., grand, large d'épaules, fortement musclé, a le teint pâle, cireux; en apparence très-vigoureux, R... semble pourtant ne pouvoir se porter, il se plaint de faiblesse extrême et d'anhélation dès qu'il veut faire un effort ou marcher un peu vite. Il ne se rappelle pas avoir jamais été malade. En août 1872, il aurait eu les jambes enflées, et cela sans gêne ni douleur pour la marche.

Jamais la face n'a été bouffie. L'affaiblissement général serait, au dire du malade, la conséquence d'épistaxis fréquentes et abondantes qui se font toujours par la narine droite; ces épistaxis ont débuté, sans cause connue, l'an dernier, à pareille époque.

On ne trouve pas de trace d'hémophilie dans l'hérédité de R... qui, du reste, il y a quatre ans, a subi une désarticulation pour écrasement de l'index droit.

Les premières épistaxis furent très-abondantes : l'une d'elles ne fut arrêtée, après perte de 1 litre de sang, que par l'introduction, dans la narine droite, d'un tampon imbibé de perchlorure de fer. Depuis, les hémorrhagies se reproduisent plus ou moins fort, surtout fréquentes et abondantes au printemps, semblant diminuer de fréquence à l'automne.

Depuis plus d'un mois, il semble se faire une recrudescence ; le malade saigne presque chaque jour, en général le matin, et perd un verre ou un verre et demi de sang. Du 16 au 23 décembre, épistaxis quotidien, mais ne dépassant guère quelques cuillerées.

23. décembre. Perte de 2 litres de sang ; le malade refuse absolument le tamponnement ; l'hémorrhagie semble s'arrêter sous l'influence d'une potion au perchlorure de fer.

Le 27. Épistaxis de 1 litre et demi.

Le 31. Épistaxis de près de 2 litres. Traitement : vin de quinquina, tartrate ferrico-potassique, décoction d'écorce de chêne.

1er janvier 1873. Aspect cachectique des plus prononcés : la face a une couleur de cire vierge ; sur le fond mat des joues, tranchent quelques veinosités bleuâtres, arborisées. Muqueuses très-décolorées. Le malade se lève peu, il a peine à se porter ; le moindre mouvement augmente la dyspnée qui existe à un léger degré, même au repos.

La percussion et l'auscultation ne révèlent absolument rien du côté des poumons : la dyspnée est rapportée à l'aglobulie. La pointe du cœur bat faiblement dans le sixième cspace intercostal; On entend un souffle doux à égale distance de la base et de la pointe. Souffle dans les vaisseaux du cou. Les radiales donnent un même tracé, dont les caractères se rapprochent assez du rétrécissement mitral.

L'examen direct du pharynx et des fosses nasales ne révèle rien. Appétit assez bon, digestion facile, selles régulières.

Le foie, qui déborde les fausses côtes, n'est pas douloureux.

Rien dans les urines; pas d'œdème ni d'ascite. Outre la faiblesse générale, R... accuse surtout des bourdonnements d'oreille continuels, bourdonnements plus forts à droite qu'à gauche, et qui semblent redoubler au moment où va se produire l'épistaxis, pour diminuer après. Céphalalgie mal limitée. Peu de sommeil. Outre le traitement cité plus haut, on prescrit 0 gr. 50 de tannin en 10 pilules. Jusqu'au 15 janvier, le malade mouche seulement assez fréquemment du sang.

15 matin. Épistaxis par la narine droite, qui s'arrête spontanément, après avoir donné 1 litre de sang. Le sang est examiné par notre collègue Malassez qui compte un million de globules rouges par millimètre cube. Il y a donc 312 globules rouges pour 1 globule blanc.

Jusqu'au 19. Épistaxis de un demi-verre à un verre. — Œdème des jambes sans albumine dans les urines.

Le 26, au matin. R... se plaint de bourdonnements dans toute la région parotidienne droite (on ne sent rien à la main), avec retentissement dans tout le côté droit de la tête.

A 11 heures. Écoulement par la narine droite de plus de 1 litre de sang; ce sang se prend assez rapidement en un caillot plat de la largeur de la main. Le saignement est arrêté par l'application de sinapismes aux membres inférieurs et par la compression digitale de la narine droite.

Le 27. Teint cireux, faiblesse extrême. Le malade ne se lève pas.

Le 28. R... meurt sans cris, sans mouvements, en s'asseyant sur son lit.

Autopsie. — La dissection minutieuse de toute la région parotidienne ne montre rien du côté des vaisseaux, ni du côté du grand sympathique. Il en est de même pour la dissection des branches émanées de la carotide externe.

Les fosses nasales et les sinus paraissent absolument sains.

A $0^m,10$ de la racine des cheveux, sur la portion droite de la région frontale, se voit, sur le cuir chevelu, une cicatrice ancienne, linéaire, blanchâtre, de $0^m,03$ de long (point sur lequel R... reçut un coup de pied de cheval), excessivement adhérente à l'os; il y a entre le cuir chevelu et le crâne des adhérences intimes très-serrées. La table externe présente, à ce niveau, une dépression assez régulière, en forme de sillon. Il est évident qu'il a dû se faire là une exfoliation. Rien du côté de la table interne. La calotte crânienne, qui a une teinte générale jaune, assez accusée, est plus épaisse que d'habitude, il semble qu'il se soit fait de la sclérose.

Encéphale. — Sain; développement assez considérable des glandes de Pacchioni qui se sont creusé, aux dépens de la face interne du crâne, des trous de plusieurs millimètres de diamètre et de profondeur.

Poumons. — Sains.

Cœur. — Hypertrophie du ventricule gauche, sans altérations des orifices.

Abdomen. — Viscères normaux à l'exception de la rate et du foie.

Rate. — Assez ferme, hypertrophiée.

Diamètre vertical....... 0 m. 20
— antéro-postérieur. 0 m. 13

Foie. — Considérablement hypertrophié surtout suivant son diamètre transverse qui mesure 0^m,50. Poids 1550 gr.; épaississement assez notable de la capsule de la face supérieure du foie, traces évidentes d'ancienne périhépatite.

Le foie a sa couleur et sa consistance normales : il est parsemé sur ses faces, principalement sur sa face supérieure, de taches régulièrement circulaires, d'un blanc jaunâtre et grisâtre, non saillantes; quelques-unes même, déprimées en leur centre, sont légèrement ombiliquées. Ces taches appartiennent bien au foie lui-même, car elles apparaissent intactes, alors qu'on a enlevé la capsule de Glisson. Sur une coupe perpendiculaire du foie, ces taches apparaissent sous la forme de véritables lentilles : elles ont de $0^m,002$ à $0^m,004$ d'épaisseur et autant de diamètre, elles sont assez résistantes, ne se laissent ni déprimer, ni déchirer par le doigt.

Ces petites tumeurs sont disséminées, sans ordre, sur la face supérieure du foie, où on en compte une cinquantaine : sur tous les points, elles ont le même aspect, même coloration, même diamètre et à peu près même épaisseur. Dans le foie, des coupes faites en différents sens, montrent les mêmes productions, sous forme de petits noyaux, de petites tumeurs sphériques : l'aspect, la couleur, la consistance sont les mêmes, la dissémination est moins grande qu'à la surface de l'organe. Ces petites tumeurs correspondent à des lobules du foie.

De l'examen microscopique, fait par M. Ranvier, il résulte que ces petites tumeurs ne sont pas des productions pathologiques, mais des points du foie profondément anémiés.

Ils ressort des observations que je viens de rapporter que :

1° Chez l'homme, comme chez les animaux, les hémorrhagies abondantes font augmenter la rate de volume.

2° Le retrait de la rate est parallèle à la diminution de l'état anémique, autrement dit, à la régénération du sang. (Voir les observations I, II, III, IV et V.)

3° Toujours, un seul cas fait exception (voir la VIIIᵉ observation), le foie a conservé son volume normal.

Dans ces cas d'hypertrophie, constatés par la percussion, quel est le volume réel de la rate ? Une simple règle de trois me semble pouvoir le donner très-approximativement. Je supposerai tout d'abord que toutes les rates que j'ai percutées avaient, en moyenne, 10 centimètres dans le sens de leur grand diamètre, et 6 centimètres dans le sens de leur petit. Or, si l'on obtient une matité de 8 c., dans le sens du grand diamètre de la rate, lorsqu'en réalité celui-ci est de 12 c., on obtiendra donc uue matité de 10 c. pour une rate qui aura un grand diamètre réel de $\frac{12 \times 10}{8}$ ou 15 c.

Pour le petit diamètre, en faisant les mêmes raisonnements, l'on obtient $\frac{8 \times 6}{4}$ ou 12 c.

CHAPITRE II.

Quelle est donc la raison physiologique de cette augmentation de la rate, dans les pertes de sang abondantes? M. Vulpian l'a donnée, toutefois d'une manière dubitative, dans son cours de 1872. « La rate augmente, a-t-il dit, probablement parce qu'elle travaille énergiquement à la reproduction du sang » (1). L'économie soudainement spoliée du sang, cette séve qui va vivifier tous nos tissus, réagit immédiatement par ses organes, où s'élaborent les principes constituants de ce liquide. C'est alors donc, que l'on voit la rate, organe hématopoiétique par excellence, augmenter, devenir gravide, qu'on me passe l'expression.

Ainsi M. Vulpian tendrait à admettre, ce que moi je crois être la vérité, que cette augmentation de la rate, dans les pertes de sang, est l'effet d'une suractivité fonctionnelle de la part de cet organe.

Cette suractivité fonctionnelle a pour preuve la constance de ce fait que la rate augmente d'une façon plus ou moins considérable, toutes les fois que l'économie est spoliée d'une quantité plus ou moins notable de sang.

Mais, dira-t-on, pourquoi cette augmentation de volume ne serait-elle pas l'effet de paralysie analogue à celles que l'on voit dans la chloro-anémie? Car, enfin, d'après les recherches de

(1) M. Vulpian. — Cours inédit de 1872.

MM. Andral et Gavarret, le sang des chlorotiques est le même que celui des personnes qui ont subi des émissions sanguines répétées. —« Les émissions sanguines souvent répétées, disent en effet ces auteurs, amènent dans la composition du sang des changements analogues à ceux qu'on observe chez les chlorotiques. » (1)

Tout cela est bien vrai, mais ce qui, d'un autre côté, n'est pas moins vrai, c'est que ces paralysies par aglobulie des chloro-anémiques n'ont pas une localisation constante. En effet, chez tel sujet chloro-anémique ce séra une paraplégie, chez tel autre, une anesthésie de la peau, plus ou moins généralisée, etc., etc.

Et, fait qui pourrait étonner quiconque aurait peu de notions de pathologie générale, la rate, dans la chloro-anémie confirmée, a son volume normal ! Probablement les choses devaient se passer ainsi, m'avait dit M. le professeur Vulpian, lorsque sur quatre sujets, j'ai pu constater la vérité de cette assertion.

Pourquoi cette anomalie, lorsque je prétends que dans les hémorrhagies abondantes, c'est le sang lésé qui est cause de l'augmentation de la rate, et que d'un autre côté nous savons que dans la chloro-anémie, les lésions de ce liquide sont les mêmes que dans les pertes de sang? Dans la chloro-anémie, les lésions ne se font que petit à petit, aussi,

(1) Longet, t. II, dernière édition.

comme c'est l'ordinaire en pareil cas, l'économie né réagit point. Dans les hémorrhagies abondantes au contraire, les lésions du sang arrivent, presque d'emblée, à leur summum, et, l'économie saisie réagit immédiatement de toutes ses forces. Cette explication repose, si je ne m'abuse, sur un principe vulgaire de pathologie générale.

Par quel mécanisme se produit donc cette suractivité fonctionnelle de la rate? Le sang n'ayant plus sa composition anatomique normale excite la rate, comme la salive, dont la constitution a été modifiée par un corps sapide, qui s'y est dissous, excite les divers groupes de glandes salivaires.

Enfin, quel est le but de cette suractivité? Refaire des globules hématiques. Ce que j'avance, à propos du but de la suractivité fonctionnelle de la rate, dans les pertes de sang, me semble trouver sa preuve dans ce fait que la rate, ainsi qu'on peut le voir au chapitre premier, diminue, devient moins active, à mesure que les globules se régénèrent. En me voyant partisan de la théorie de ceux qui veulent que les globules rouges se forment dans la rate, qu'on n'aille pas croire que, pour moi, la rate ait seule, dans l'économie, le privilége d'engendrer ces globules. A ce sujet je me rallie aux idées si sages de Longet qui dit à propos des théories sur le lieu de la formation des globules hématiques et sur celui de leur destruction : « Vouloir absolument localiser les phénomènes dont il s'agit, en leur assignant le système capillaire de tel ou tel organe particulier, nous semblerait une exagération. » (1) Non-seulement les globules rouges se font particulièrement dans la rate et dans d'autres organes auxquels on a donné le nom d'hématopoiétique, mais peut être aussi dans les capillaires généraux.

Avec mes idées sur le lieu de la formation des globules, à ceux qui voudraient se faire une arme contre moi, des cas de splénotomie ayant réussi, je me contenterai de citer les paroles suivantes de Liebig : « Dans le piédestal de la colonne Trajane, dit cet auteur, dans l'introduction de son Traité de chimie organique, on peut enlever, au ciseau, chaque pierre, si l'on a soin de remettre à sa place, à mesure qu'on enlève l'assise suivante, la première assise qu'on avait retirée. Peut-on conclure de là que cette colonne soit suspendue en l'air, et qu'aucune partie ne supporte celle qui est au-dessus ? Non, et pourtant on a rigoureusement démontré que chacune des pierres ne supporte rien, car, on les a toutes enlevées sans nuire à la colonne. » Il en est de même de l'organisme, il lutte, en quelque sorte, contre les mutilations qu'on lui fait, et assure l'accomplissement des fonctions d'une autre manière et sur d'autres points de l'économie (2).

Ainsi, comme je crois l'avoir démontré dans ce

(1) Longet, t. II, p. 43.
(2) In physiologie de M. Béclard, art. Rate.

second chapitre, 1° l'augmentation de la rate, dans les pertes de sang répétées, est l'effet d'une suractivité fonctionnelle ; 2° cette suractivité fonctionnelle n'a d'autre but que la régénération des globules rouges.

Paris. A. Parent, imprimeur de la Faculté de Médecine, rue Mr-le-Prince, "

www.ingramcontent.com/pod-product-compliance
Ingram Content Group UK Ltd.
Pitfield, Milton Keynes, MK11 3LW, UK
UKHW020439220726
13923UKWH00005B/2225

9 782019 279448